Pilates pour les seniors de plus de 50 ans

Le guide ultime sur exercices à domicile faciles
à suivre à faible impact pour améliorer
l'équilibre, la stabilité et la posture

Gano Picard

Table des matières

Introduction

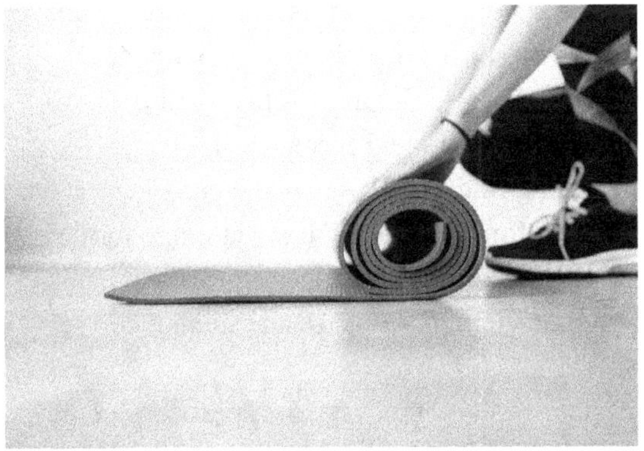

Le Pilates, une méthode d'exercices holistiques développée par Joseph Pilates au début du 20e siècle, est largement reconnu pour ses effets transformateurs sur la forme physique et le bien-être général. Ces dernières années, l'accent mis sur l'adaptation du Pilates aux seniors est devenu de plus en plus important, reconnaissant les besoins uniques et les considérations de santé de la population vieillissante. Cette introduction vise à fournir un aperçu perspicace du Pilates pour les seniors et à approfondir les multiples avantages qu'il offre aux personnes âgées.

Aperçu

À mesure que les individus vieillissent, maintenir un mode de vie sain et actif devient primordial pour préserver la mobilité, la flexibilité et la vitalité globale. Le Pilates, qui met l'accent sur les mouvements contrôlés, la conscience de la respiration et la force de base, s'avère être une forme d'exercice idéale pour les personnes âgées cherchant à améliorer leur santé physique et leur qualité de vie.

Le Pilates pour seniors implique une approche sur mesure qui prend en compte les défis et les considérations spécifiques associés au vieillissement corporel. Contrairement aux exercices à fort impact, le Pilates est doux pour les articulations, le rendant accessible aux personnes ayant différents degrés de mobilité et de condition physique. Les exercices peuvent être facilement modifiés pour répondre à des besoins spécifiques, garantissant ainsi un entraînement sûr et efficace pour les personnes âgées.

L'un des principes clés du Pilates, la force de base, revêt une importance particulière pour les seniors.

Un noyau solide contribue à améliorer l'équilibre et
la stabilité, éléments cruciaux pour prévenir les
chutes et maintenir l'indépendance. L'accent mis sur
les mouvements contrôlés du Pilates aide les
personnes âgées à développer une meilleure
conscience de leur corps, favorisant ainsi un
sentiment d'équilibre et de coordination inestimable
pour les activités quotidiennes.

De plus, le Pilates pour seniors englobe une
approche holistique, abordant non seulement le
bien-être physique mais aussi mental. La nature
consciente des exercices Pilates encourage une
connexion plus profonde entre le corps et l'esprit,
favorisant la clarté mentale et réduisant le stress –
des facteurs particulièrement pertinents pour les
personnes âgées confrontées aux défis du
vieillissement.

**Avantages du Pilates pour les personnes
âgées**:

1. Résistance et stabilité du noyau améliorées :

Le Pilates met fortement l'accent sur les muscles centraux, notamment les abdominaux, le dos et le plancher pelvien. Pour les personnes âgées, cela se traduit par une force de base améliorée, offrant stabilité et soutien pour les activités quotidiennes, telles que se tenir debout, marcher et se pencher.

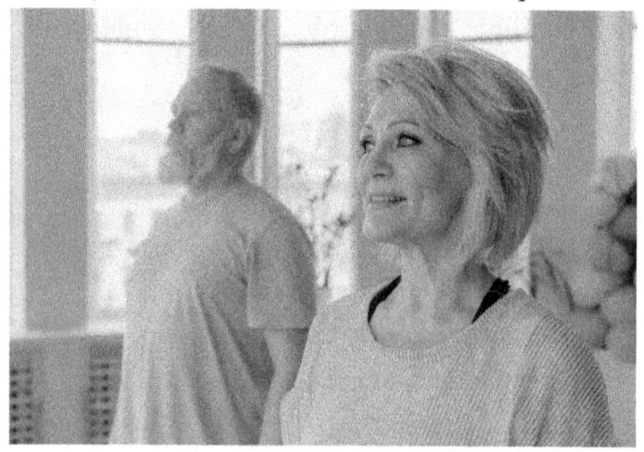

2. Flexibilité et mobilité articulaire améliorées :

Le vieillissement entraîne souvent une diminution de la flexibilité et de la mobilité articulaire. Le Pilates neutralise ces effets grâce à une gamme d'étirements et de mouvements doux, favorisant la flexibilité et maintenant une gamme complète de mouvements dans les articulations.

3. Amélioration de l'équilibre et de la coordination :

L'accent mis sur les mouvements contrôlés du Pilates contribue à améliorer l'équilibre et la coordination. Ceci est particulièrement bénéfique pour les personnes âgées qui peuvent rencontrer des difficultés dans ces domaines, réduisant ainsi le risque de chutes et de blessures.

4. Réduction du stress et pleine conscience :

Le Pilates intègre la conscience de la respiration et la pleine conscience dans sa pratique, offrant ainsi aux seniors un débouché thérapeutique pour réduire le stress. S'engager dans des mouvements conscients améliore non seulement la santé physique, mais contribue également au bien-être mental.

5. Exercice commun :

De nombreuses personnes âgées sont aux prises avec des problèmes articulaires, comme l'arthrite ou la raideur. Le Pilates offre une alternative à faible impact et douce pour les articulations, la rendant accessible aux personnes souffrant de diverses conditions physiques.

6. Amélioration de la posture :

À mesure que le corps vieillit, maintenir une bonne posture devient crucial pour la santé de la colonne vertébrale. Le Pilates encourage un bon alignement et une prise de conscience de la posture du corps, contribuant ainsi à la prévention des problèmes liés à un mauvais alignement, tels que les maux de dos.

7. Adaptable aux besoins individuels :

Le Pilates est intrinsèquement adaptable, permettant aux instructeurs d'adapter les exercices aux besoins et aux limites de chacun. Qu'une personne âgée soit débutante ou plus avancée, le Pilates peut être modifié pour s'adapter à ses capacités et à ses défis uniques.

En conclusion, le Pilates incarne une approche holistique de la forme physique et du bien-être, abordant les aspects physiques, mentaux et émotionnels de la santé.

Chapitre 1

Initiation au Pilates pour seniors

Le Pilates, un système d'exercices renommé développé par Joseph Pilates, a gagné en popularité pour son approche holistique de la forme physique et du bien-être. Spécialement conçu pour les personnes âgées, le Pilates offre un moyen doux mais efficace d'améliorer la force, la flexibilité et la vitalité globale. Dans cette section, nous approfondirons les aspects essentiels de la pratique du Pilates pour seniors, en couvrant la préparation, les considérations de sécurité, ainsi que l'équipement et la tenue vestimentaire appropriés..

Préparation au Pilates

Se lancer dans un voyage Pilates nécessite une préparation réfléchie pour garantir une expérience sûre et agréable. Avant de se lancer dans les exercices, les seniors doivent considérer les aspects clés suivants :

1. Évaluation de la santé

Avant de commencer tout programme d'exercice, il est essentiel que les personnes âgées se soumettent à un bilan de santé. Consulter un professionnel de la santé ou un instructeur de conditionnement physique qualifié peut aider à identifier tout problème de santé préexistant ou toute limitation physique pouvant nécessiter des modifications à la routine Pilates.

2. Fixation d'objectifs

Établir des objectifs de remise en forme clairs fait partie intégrante de la préparation. Qu'il s'agisse d'améliorer leur flexibilité, de développer leur force abdominale ou d'améliorer leur bien-être général, les seniors doivent définir leurs objectifs pour adapter leur pratique du Pilates en conséquence.

3. Préparation mentale

Le Pilates n'est pas seulement un exercice physique,
mais implique également une concentration mentale
et une pleine conscience. Les seniors doivent
aborder le Pilates avec un état d'esprit positif, en
adoptant la connexion corps-esprit qui est au cœur
de la pratique.

4. Cohérence

La cohérence est la clé pour profiter des bienfaits du
Pilates. Les seniors doivent s'engager à suivre un
programme d'entraînement régulier, en commençant
par des durées gérables et en progressant
progressivement à mesure que leur confort et leur
force augmentent.

Considérations de sécurité

La sécurité est primordiale, surtout lors de la
pratique d'activités physiques, et le Pilates ne fait
pas exception. Les personnes âgées doivent être
conscientes des considérations de sécurité suivantes :

1. Forme et technique appropriées

Il est essentiel de mettre l'accent sur la forme et la technique appropriées pour prévenir les blessures et maximiser l'efficacité des exercices Pilates. Les seniors devraient commencer par des mouvements fondamentaux, en se concentrant sur la maîtrise de chacun avant de passer à des exercices plus avancés.

2. Éviter le surmenage

Bien que le Pilates soit un exercice à faible impact, les personnes âgées doivent veiller à ne pas se surmener. La progression progressive est essentielle, permettant au corps de s'adapter et de réduire le risque de foulures ou de blessures.

3. Communication claire

Une communication ouverte avec les instructeurs ou les partenaires d'entraînement est essentielle. Les seniors doivent se sentir à l'aise pour exprimer tout inconfort ou inquiétude lors de leurs séances de Pilates afin de garantir que des modifications puissent être apportées si nécessaire.

4. Conscience respiratoire

Le Pilates met fortement l'accent sur la respiration coordonnée avec le mouvement. Les seniors doivent faire attention à leur respiration, en inspirant et en expirant aux moments appropriés, ce qui non seulement améliore l'efficacité des exercices mais favorise également la relaxation.

Équipement et tenue vestimentaire

Choisir le bon équipement et la bonne tenue améliore l'expérience Pilates, en offrant confort et soutien tout au long de la pratique :

1. Mat
Un tapis antidérapant et confortable est une exigence fondamentale pour la pratique du Pilates. Il fournit une surface rembourrée pour les exercices au sol, garantissant que les personnes âgées peuvent effectuer des mouvements avec stabilité et facilité.

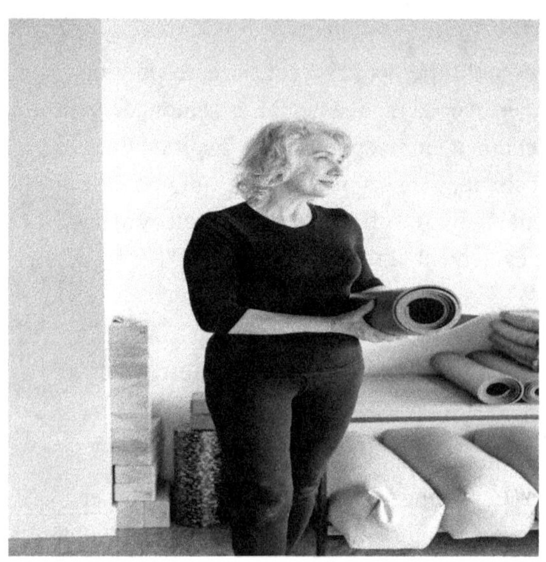

2. Accessoires

Bien que cela ne soit pas obligatoire, des accessoires tels que des bandes de résistance, des ballons de stabilité et des anneaux Pilates peuvent ajouter de la variété et de l'intensité aux entraînements. Les seniors peuvent progressivement intégrer ces accessoires à mesure qu'ils se familiarisent avec les exercices de base du Pilates.

3. Vêtements confortables

Le port de vêtements respirants et extensibles permet une liberté de mouvement pendant les séances de Pilates. Optez pour une tenue confortable qui ne restreint pas leur amplitude de mouvement.

4. Chaussures

Le Pilates se pratique généralement pieds nus ou avec des chaussettes pour favoriser une meilleure adhérence et un meilleur retour sensoriel. Cependant, si vous souffrez d'une maladie spécifique du pied, vous pouvez choisir des chaussures de soutien avec l'approbation de votre professionnel de la santé.

En suivant ces directives, vous pouvez vous lancer dans votre aventure Pilates en toute confiance, sachant que vous vous préparez à vivre une expérience enrichissante et enrichissante.

Chapitre 2

Exercices d'échauffement

Les exercices d'échauffement sont un élément essentiel de toute routine Pilates, en particulier pour les seniors. Ils aident à préparer le corps au mouvement, à augmenter la circulation et à réduire le risque de blessure. Dans cette section, nous explorerons trois aspects clés des exercices d'échauffement du Pilates : les mouvements articulaires doux, les techniques de respiration et les exercices de mobilité.

Mouvements articulaires doux

Des mouvements articulaires doux sont essentiels pour échauffer le corps avant de se lancer dans une activité plus intense. Il est essentiel de commencer lentement et en douceur pour éviter les tensions ou les blessures. Voici quelques mouvements articulaires doux qui peuvent être intégrés à une routine d'échauffement Pilates :

1. Roulements du cou : faites rouler lentement et doucement le cou dans un mouvement circulaire, d'abord dans le sens des aiguilles d'une montre, puis dans le sens inverse, pour relâcher les tensions et augmenter la flexibilité du cou et des épaules.

2. Roulements d'épaules : faites rouler les épaules vers l'avant et vers l'arrière dans un mouvement circulaire, en augmentant progressivement l'amplitude des mouvements à chaque répétition. Cela aide à détendre les articulations des épaules et à améliorer la mobilité.

3. Cercles de poignets : faites pivoter les poignets dans des mouvements circulaires, d'abord dans le sens des aiguilles d'une montre, puis dans le sens

inverse, pour réchauffer les poignets et les mains.
Ceci est particulièrement bénéfique pour les
personnes âgées qui passent beaucoup de temps à
taper ou à effectuer des mouvements répétitifs de la
main.

4. Cercles de chevilles : Asseyez-vous ou tenez-vous
debout, les pieds à plat sur le sol, et faites doucement
pivoter les chevilles dans des mouvements
circulaires, d'abord dans le sens des aiguilles d'une
montre, puis dans le sens inverse des aiguilles d'une
montre. Cela contribue à améliorer la mobilité des
chevilles et des pieds, réduisant ainsi le risque de
chutes et de blessures.

5. Cercles de hanches : Tenez-vous debout, les pieds
écartés à la largeur des hanches et faites doucement
pivoter les hanches dans des mouvements
circulaires, d'abord dans le sens des aiguilles d'une
montre, puis dans le sens inverse des aiguilles d'une
montre. Cela aide à détendre les articulations de la
hanche et à améliorer l'amplitude des mouvements.

Techniques de respiration

Les techniques de respiration font partie intégrante du Pilates, contribuant à favoriser la relaxation, à augmenter le flux d'oxygène vers les muscles et à améliorer la connexion corps-esprit. Se concentrer sur une bonne respiration peut également aider à réduire le stress et l'anxiété. Voici quelques techniques de respiration qui peuvent être intégrées à une routine d'échauffement Pilates :

1. Respiration diaphragmatique :

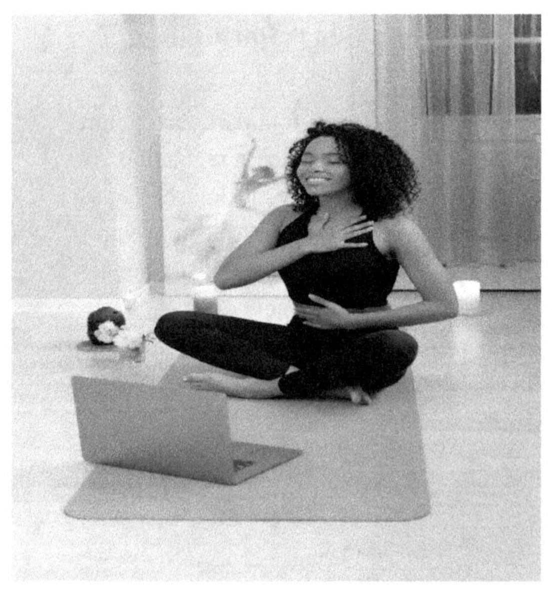

Asseyez-vous ou allongez-vous confortablement et placez une main sur la poitrine et l'autre sur l'abdomen. Inspirez profondément par le nez, permettant à l'abdomen de se dilater complètement, puis expirez lentement par la bouche, en tirant le nombril vers la colonne vertébrale. Répétez ce schéma de respiration profonde plusieurs fois, en vous concentrant sur la sensation de la respiration remplissant les poumons et le ventre.

2. Expansion de la cage thoracique : Asseyez-vous ou debout, les bras sur les côtés et inspirez profondément, en élargissant la cage thoracique latéralement. Expirez lentement en rapprochant les côtes. Cela contribue à améliorer la mobilité thoracique et à augmenter la capacité pulmonaire.

3. Respiration segmentaire : Allongez-vous sur le dos, les genoux pliés et les pieds à plat sur le sol. Placez les mains sur la cage thoracique et inspirez profondément, en vous concentrant sur l'expansion d'un segment de la cage thoracique à la fois, en commençant par les côtes inférieures et en remontant. Expirez lentement, en relâchant le souffle des côtes supérieures vers les côtes inférieures. Cela aide à accroître la conscience de la respiration et à améliorer l'efficacité respiratoire.

4. Respiration avec mouvement : Coordonnez la respiration avec le mouvement pendant les exercices d'échauffement, en inspirant pour préparer un

mouvement et en expirant pour exécuter le
mouvement. Cela aide à synchroniser la respiration
et le mouvement, favorisant un mouvement fluide et
contrôlé.

Exercices de mobilité

Les exercices de mobilité sont conçus pour
augmenter l'amplitude des mouvements et la
flexibilité des articulations et des muscles, aidant
ainsi les personnes âgées à maintenir un mouvement
fonctionnel et à prévenir les raideurs et les douleurs.
Voici quelques exercices de mobilité qui peuvent
être intégrés à une routine d'échauffement Pilates :

A. Étirement chat-vache :

 Le Cat-Cow Stretch est une pose de yoga simple
mais efficace qui aide à améliorer la flexibilité et la
mobilité de la colonne vertébrale. Voici les étapes
pour effectuer l'étirement Cat-Vache :

1. Commencez à quatre pattes en position de table. Vos poignets doivent être directement sous vos épaules et vos genoux doivent être écartés de la largeur des hanches, directement sous vos hanches. Assurez-vous que votre colonne vertébrale est dans une position neutre, avec votre dos plat et votre cou aligné avec votre colonne vertébrale.

2. Pendant que vous inspirez, commencez la position vache en cambrant votre dos et en laissant tomber votre ventre vers le sol. Soulevez votre poitrine et regardez vers le haut, permettant à votre coccyx de se soulever légèrement vers le plafond. Il s'agit de la position de la vache et elle devrait créer un léger étirement sur le devant de votre torse.

3. Pendant que vous expirez, passez à la position Chat en arrondissant votre colonne vertébrale vers le plafond, en rentrant votre menton vers votre poitrine et en ramenant votre nombril vers votre colonne vertébrale. Ressentez un étirement le long du haut du dos lorsque vous appuyez fermement sur le sol avec vos mains et vos genoux. C'est la position du chat.

4. Continuez à circuler entre les positions Chat et Vache, en bougeant avec votre respiration. Inspirez en vous cambrant vers la vache et expirez en vous tournant vers le chat. Déplacez-vous lentement et consciemment, en laissant votre respiration guider vos mouvements.

5. Répétez l'étirement chat-vache pendant plusieurs tours, en vous déplaçant de manière douce et fluide avec votre respiration. Faites attention à toutes les zones de tension ou de tiraillement dans votre colonne vertébrale et concentrez-vous sur la libération et la relaxation de ces zones à chaque répétition.

6. Vous pouvez varier le mouvement en explorant différentes amplitudes de mouvement et en ajoutant des mouvements doux, comme faire le tour des hanches ou vous balancer d'un côté à l'autre. Écoutez votre corps et ajustez l'étirement si nécessaire en fonction de votre niveau de confort.

7. Après avoir effectué plusieurs tours d'étirement chat-vache, revenez à une position neutre sur la table

et prenez un moment pour remarquer la sensation de votre colonne vertébrale. Vous remarquerez peut-être une flexibilité et une mobilité accrues, ainsi qu'une sensation de relaxation et d'ouverture dans votre dos.

8. Pour sortir de l'étirement, passez lentement à une position assise ou debout, en prenant soin de bouger consciencieusement et d'éviter tout mouvement brusque.

B. Étirement de la colonne vertébrale en position assise :

L'étirement de la colonne vertébrale assise est un exercice Pilates fondamental qui cible les muscles de la colonne vertébrale, favorisant la flexibilité et la mobilité.

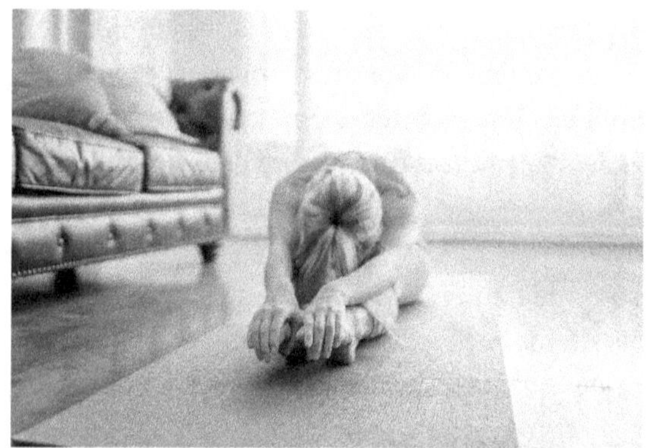

Voici les étapes pour effectuer l'étirement de la colonne vertébrale en position assise :

1. Position de départ :

   - Asseyez-vous bien droit sur un tapis ou une chaise, les jambes tendues devant vous.

   - Assurez-vous que vos pieds sont écartés à la largeur des hanches et fléchis, les orteils pointés vers le plafond.

   - Placez vos mains à vos côtés, en appui sur le tapis ou la chaise pour vous soutenir.

2. Préparation pour l'inhalation :

- Inspirez profondément par le nez, en allongeant votre colonne vertébrale et en vous asseyant bien droit.

3. Expirez, penchez-vous vers l'avant :
- Expirez lentement en initiant le mouvement en sollicitant vos muscles abdominaux.
- Commencez à articuler votre colonne vertébrale vers l'avant, en menant avec votre poitrine et en gardant vos épaules détendues.
- Imaginez que vous atteignez votre couronne vers vos orteils lorsque vous vous penchez vers l'avant à partir de vos hanches.
- Gardez votre colonne vertébrale longue et évitez d'arrondir excessivement votre dos.
- Continuez à expirer en tendant vos mains vers vos pieds ou vos tibias, en maintenant un léger étirement de votre colonne vertébrale.

4. Inspirez et revenez au début :
- Inspirez profondément pendant que vous inversez le mouvement, en remontant lentement votre colonne vertébrale jusqu'à la position de départ.

- Initiez le mouvement à partir de la base de votre colonne vertébrale, en permettant à chaque vertèbre de s'empiler sur la suivante.

- Imaginez tirer votre nombril vers votre colonne vertébrale pour soutenir le mouvement.

- Gardez vos épaules détendues et votre poitrine relevée lorsque vous revenez à la position verticale.

5. Répétez :

- Répétez la flexion vers l'avant et revenez au début pour une série de répétitions, en vous concentrant sur des mouvements fluides et contrôlés et une respiration coordonnée.

- Essayez de maintenir un alignement et une forme appropriés tout au long de l'exercice, en évitant toute tension ou inconfort.

- Commencez par une petite amplitude de mouvement et augmentez progressivement à mesure que votre flexibilité s'améliore.

6. Variantes :

- Pour augmenter le défi, tu peux ajouter de la résistance en plaçant une bande de résistance autour

de tes pieds et en tenant les extrémités avec tes
mains.

- Vous pouvez également effectuer l'étirement de la
colonne vertébrale assise avec les jambes légèrement
plus écartées ou avec une légère rotation externe des
hanches pour cibler différents muscles de la colonne
vertébrale et des hanches.

7. Refroidissement :

- Après avoir effectué le nombre de répétitions
souhaité, prenez un moment pour vous asseoir droit
et respirer profondément, permettant à votre corps de
se détendre et de relâcher toute tension.

- Vous pouvez enchaîner avec des étirements doux
ou des exercices de relaxation pour vous détendre
davantage et restaurer votre corps.

L'intégration de cet exercice à votre routine Pilates
peut aider à améliorer la flexibilité de la colonne
vertébrale, la posture et la mobilité globale.

C. Balançoires des jambes :

Les balancements de jambes sont des exercices
d'étirement dynamiques qui contribuent à améliorer

la mobilité et la flexibilité des hanches. Voici les étapes pour effectuer des balancements de jambes :

1. Trouvez un support : placez-vous près d'un mur, d'un meuble solide ou de toute surface stable à laquelle vous pouvez vous accrocher pour garder votre équilibre. Ce support vous aidera à maintenir votre équilibre tout au long de l'exercice.

2. Tenez-vous droit : Tenez-vous droit, les pieds écartés à la largeur des hanches et votre tronc engagé pour maintenir la stabilité.

3. Tenez le support : Tenez le support d'une main pour garder l'équilibre. Gardez vos épaules détendues et votre regard vers l'avant.

4. Balancez la jambe vers l'avant : Déplacez votre poids sur une jambe tout en gardant l'autre jambe détendue. Faites pivoter la jambe détendue vers l'avant dans un mouvement contrôlé, dans le but d'atteindre une amplitude de mouvement confortable sans la forcer.

5. Balancer la jambe vers l'arrière : Après avoir terminé le balancement vers l'avant, laissez la jambe se balancer vers l'arrière, toujours dans un mouvement contrôlé. Gardez le mouvement fluide et fluide.

6. Répéter : Effectuez les balancements des jambes pendant le nombre de répétitions souhaité ou pendant une durée spécifique. Commencez par un petit nombre de swings et augmentez progressivement à mesure que vous vous sentez plus à l'aise et en confiance avec le mouvement.

7. Changer de côté : Une fois que vous avez effectué le nombre souhaité de balancements sur une jambe, changez de côté et répétez l'exercice avec l'autre jambe.

8. Maintenir le contrôle : Tout au long de l'exercice, concentrez-vous sur le maintien du contrôle et de la stabilité. Évitez de balancer la jambe avec trop de force ou de la laisser se balancer au-delà d'une amplitude de mouvement confortable.

9. Respirez : N'oubliez pas de respirer naturellement tout au long de l'exercice, en inspirant et en expirant de manière détendue. Coordonnez votre respiration avec le mouvement pour favoriser la relaxation et la fluidité.

10. Récupération : Après avoir terminé les balancements des jambes, prenez un moment pour secouer doucement vos jambes et effectuez des étirements ou des mouvements supplémentaires pour vous rafraîchir et relâcher toute tension dans les muscles.

D. Balançoires des bras :

Voici les étapes pour effectuer des balancements de bras :

1. Tenez-vous debout, les pieds écartés à la largeur des hanches et les bras détendus le long du corps.
2. Engagez vos muscles centraux pour stabiliser votre corps.
3. Commencez à balancer vos bras vers l'avant et vers l'arrière dans un mouvement contrôlé.

4. Commencez par de petites balançoires, en augmentant progressivement l'amplitude des mouvements à mesure que vous vous échauffez.

5. Coordonnez votre respiration avec le mouvement, en inspirant lorsque vous balancez vos bras vers l'avant et en expirant lorsque vous les balancez vers l'arrière.

6. Gardez vos épaules détendues et évitez de bloquer vos coudes.

7. Continuez à balancer vos bras pendant la durée souhaitée, généralement pendant environ 30 secondes à 1 minute.

8. Pour terminer, diminuez progressivement l'intensité des balancements jusqu'à ce que vos bras s'arrêtent doucement.

9. Prenez un moment pour observer les sensations dans vos bras et vos épaules, puis procédez à votre entraînement Pilates ou à d'autres exercices.

Si vous ressentez un inconfort ou une douleur, réduisez l'amplitude des mouvements ou arrêtez complètement l'exercice.

En intégrant des mouvements articulaires doux, des
techniques de respiration et des exercices de mobilité
dans leur routine d'échauffement Pilates, les
personnes âgées peuvent préparer leur corps aux
exercices les plus difficiles à venir tout en
bénéficiant des avantages d'une flexibilité accrue,
d'une circulation améliorée et d'une relaxation
améliorée. Il est important d'écouter votre corps et
de modifier les exercices si nécessaire pour garantir
une expérience d'échauffement sûre et agréable.

chapitre 3

Renforcement du noyau

Le renforcement de base est un aspect fondamental du Pilates qui aide à maintenir la stabilité, à améliorer la posture et à prévenir les blessures. Un noyau solide soutient la colonne vertébrale et le bassin, facilitant ainsi un meilleur équilibre et une meilleure mobilité dans les activités quotidiennes. Dans cette section, nous explorerons trois exercices de renforcement de base spécialement conçus pour vous : les inclinaisons pelviennes, les activations abdominales et les planches modifiées.

Inclinaisons pelviennes

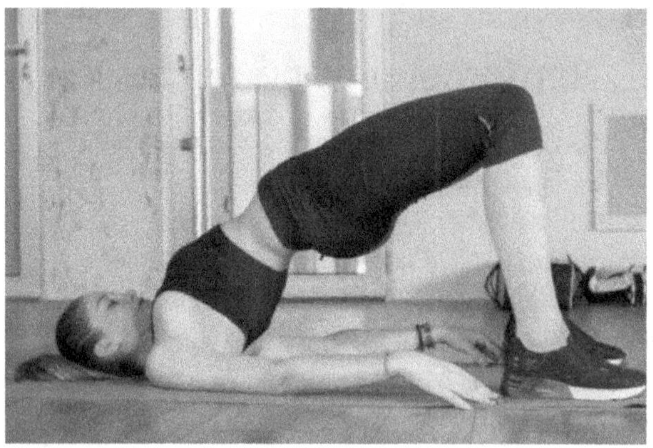

Les inclinaisons pelviennes sont un exercice simple
mais efficace pour renforcer les muscles du bas du
dos et de l'abdomen. Ils aident à améliorer
l'alignement pelvien, à réduire les douleurs
lombaires et à améliorer la stabilité du tronc. Voici
comment effectuer des inclinaisons pelviennes :

1. Position de départ : Allongez-vous sur le dos, les
genoux pliés et les pieds à plat sur le sol, écartés à la
largeur des hanches. Placez vos bras à vos côtés, les
paumes vers le bas.

2. Colonne vertébrale neutre : Commencez dans une position neutre de la colonne vertébrale, avec une petite courbe naturelle dans le bas du dos et le bassin en position neutre.

3. Engagez les muscles centraux : Inspirez pour vous préparer, puis expirez en tirant doucement votre nombril vers votre colonne vertébrale, en engageant les muscles abdominaux profonds.

4. Inclinez le bassin : inclinez lentement votre bassin vers l'arrière, en aplatissant le bas du dos contre le tapis. Vous devriez ressentir une légère contraction dans les abdominaux inférieurs.

5. Maintenir : Maintenez l'inclinaison du bassin pendant quelques secondes, en maintenant l'engagement des muscles centraux et en gardant le bassin stable.

6. Revenir à la position neutre : Inspirez pour relâcher l'inclinaison du bassin et revenir à la position neutre de la colonne vertébrale.

7. Répéter : effectuez 10 à 15 répétitions, en vous concentrant sur des mouvements fluides et contrôlés et en maintenant un bon alignement tout au long.

Activations abdominales

Les activations abdominales sont un autre exercice efficace de renforcement du tronc qui cible les muscles abdominaux profonds, y compris les abdominaux transversaux. Cet exercice contribue à améliorer la stabilité du tronc et à soutenir l'alignement de la colonne vertébrale. Voici comment effectuer des activations abdominales :

1. Position de départ : Allongez-vous sur le dos, les genoux pliés et les pieds à plat sur le sol, écartés à la largeur des hanches. Placez vos mains sur votre ventre, juste en dessous de la cage thoracique.

2. Colonne vertébrale neutre : Commencez dans une position neutre de la colonne vertébrale, avec une

petite courbe naturelle dans le bas du dos et le bassin en position neutre.

3. Engagez les muscles centraux : Inspirez pour vous préparer, puis expirez en tirant doucement votre nombril vers votre colonne vertébrale, en contractant les muscles abdominaux profonds.

4. Maintenez : Maintenez la contraction abdominale pendant 5 à 10 secondes, en maintenant une respiration régulière et en gardant le reste du corps détendu.

5. Relâcher : Inspirez pour relâcher la contraction abdominale et revenir à la position neutre de la colonne vertébrale.

6. Répéter : effectuez 10 à 15 répétitions, en vous concentrant sur le maintien d'un alignement et d'un contrôle appropriés tout au long du mouvement.

Planches modifiées

Les planches modifiées sont une version modifiée de l'exercice de planche traditionnel qui offre des avantages similaires pour la force de base tout en réduisant la tension sur les poignets et les épaules. Cet exercice aide les personnes âgées à développer la stabilité des muscles centraux et à améliorer la force globale du corps. Voici comment réaliser des planches modifiées :

1. Position de départ : Commencez à quatre pattes, avec vos poignets directement sous vos épaules et vos genoux sous vos hanches. Engagez vos muscles centraux pour soutenir votre colonne vertébrale.

2. Colonne neutre : Maintenez une position neutre de la colonne vertébrale, avec une ligne droite allant du haut de votre tête jusqu'au coccyx, en évitant toute cambrure ou arrondi du dos.

3. Engagez les muscles centraux : Inspirez pour vous préparer, puis expirez en soulevant vos genoux du

sol, en redressant vos jambes derrière vous et en vous mettant en position de planche modifiée.

4. Alignement : Assurez-vous que votre corps forme une ligne droite de votre tête à vos talons, avec vos muscles centraux engagés et vos hanches au niveau de vos épaules.

5. Maintenir : Maintenez la position de planche modifiée pendant 10 à 30 secondes, en maintenant une respiration régulière et en vous concentrant sur l'activation des muscles centraux.

6. Relâchez : Inspirez en ramenant vos genoux à la position de départ, en revenant à la position des mains et des genoux.

7. Répéter : effectuez 3 à 5 répétitions, en augmentant progressivement la durée de la prise à mesure que vous développez votre force et votre endurance.

En intégrant des inclinaisons pelviennes, des activations abdominales et des planches modifiées dans leur routine Pilates, les personnes âgées peuvent renforcer efficacement leurs muscles centraux, améliorer leur stabilité et soutenir l'alignement de la colonne vertébrale. Il est important de commencer lentement et d'augmenter progressivement l'intensité et la durée de ces exercices à mesure que les niveaux de force et de confort s'améliorent. De plus, écoutez votre corps et modifiez les exercices si nécessaire pour garantir une expérience d'entraînement sûre et agréable.

Chapitre 4

Améliorer l'équilibre et la stabilité avec le Pilates

L'équilibre et la stabilité sont des éléments essentiels du mouvement fonctionnel, particulièrement à mesure que nous vieillissons. Le Pilates offre une approche unique pour améliorer l'équilibre et la stabilité grâce à une combinaison de poses debout, d'exercices de proprioception et d'exercices de coordination spécialement adaptés aux seniors. Dans cette section, nous explorerons ces trois aspects en détail pour contribuer à améliorer la stabilité globale et la confiance dans le mouvement.

Poses de Pilates debout

Le Pilates debout pose un défi d'équilibre et de stabilité tout en engageant simultanément les muscles centraux et en favorisant un bon alignement. Ces poses aident les personnes âgées à développer leur force, leur coordination et leur proprioception (conscience de la position du corps) en position de mise en charge. Voici quelques poses de Pilates debout adaptées aux seniors :

A. Pose de l'arbre :

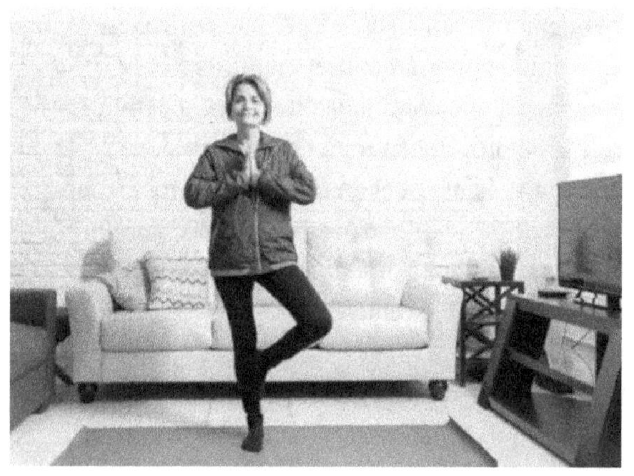

La pose de l'arbre est une posture de yoga debout qui remet en question l'équilibre, renforce les jambes et améliore la concentration. Voici les étapes pour effectuer la pose de l'arbre :

1. Position de départ : Commencez debout, les pieds joints et les bras le long du corps. Prenez quelques respirations profondes pour vous recentrer et établir une base solide.

2. Déplacer le poids : Déplacez votre poids sur votre pied gauche tout en gardant le pied droit au sol.

3. Soulevez la jambe : soulevez lentement votre pied
droit du sol et placez la plante de votre pied droit
contre l'intérieur de la cuisse ou du mollet gauche.
Évitez de placer le pied directement sur le genou
pour protéger l'articulation. Trouvez une position
confortable dans laquelle vous pouvez maintenir
votre équilibre sans forcer.

4. Stabilité : appuyez fermement la plante de votre
pied droit contre l'intérieur de la cuisse ou du mollet
gauche et engagez les muscles de votre jambe
debout pour plus de stabilité. Gardez vos hanches au
niveau et tournées vers l'avant.

5. Mains : rapprochez vos paumes devant votre
poitrine dans une position de prière, ou étendez vos
bras au-dessus de votre tête, en tendant vers le ciel.
Trouvez un point de regard (ou drishti) devant vous
pour vous aider à maintenir l'équilibre et la
concentration.

6. Équilibre : Concentrez-vous sur un endroit du sol
ou du mur devant vous pour vous aider à maintenir

votre équilibre. Engagez vos muscles centraux pour soutenir votre colonne vertébrale et maintenir votre corps stable.

7. Respiration : Respirez lentement et profondément pendant que vous maintenez la pose, en inspirant par le nez et en expirant par la bouche. Gardez votre respiration régulière et détendue pour aider à calmer l'esprit et à approfondir votre concentration.

8. Tenir : Tenez la pose de l'arbre pendant 30 secondes à 1 minute, ou aussi longtemps que vous vous sentez à l'aise. Si vous vous sentez bancal ou instable, vous pouvez utiliser un mur ou une chaise à proximité pour vous soutenir jusqu'à ce que vous vous sentiez plus confiant dans la pose.

9. Relâcher : abaissez doucement votre pied droit vers le sol et revenez à la position de départ avec les deux pieds joints. Prenez un moment pour remarquer ce que vous ressentez après la pose, puis répétez de l'autre côté en déplaçant votre poids sur votre pied droit et en soulevant votre pied gauche dans la pose de l'arbre.

10. Symétrie : N'oubliez pas de pratiquer la pose de
l'arbre des deux côtés pour maintenir l'équilibre et la
symétrie du corps.

La pose de l'arbre peut être modifiée pour s'adapter à
différents niveaux de flexibilité et d'équilibre. Les
débutants peuvent trouver utile de commencer avec
le pied placé contre la cheville ou le mollet pour plus
de stabilité, en remontant progressivement jusqu'à
l'intérieur de la cuisse à mesure qu'ils gagnent en
force et en confiance. Avec une pratique régulière, la
pose de l'arbre peut vous aider à améliorer
l'équilibre, à renforcer les jambes et à cultiver un
sentiment de calme et de concentration.

B. Pose du Guerrier II :

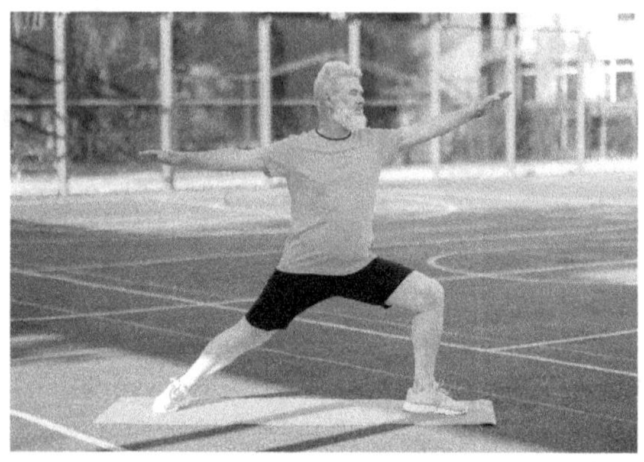

Warrior II Pose, également connu sous le nom de Virabhadrasana II en sanskrit, est une pose fondamentale de yoga debout qui renforce les jambes, ouvre les hanches et améliore l'équilibre et la stabilité. Voici les étapes pour effectuer la pose du guerrier II :

1. Position de départ : Commencez à vous tenir debout en haut de votre tapis, les pieds écartés à la largeur des hanches et les bras à vos côtés (Mountain Pose ou Tadasana).

2. Reculez : Faites un grand pas en arrière avec votre pied gauche, à environ 3 à 4 pieds derrière vous.

Alignez le talon gauche avec la voûte plantaire de votre pied droit, en vous assurant que vos pieds sont approximativement talon à talon ou légèrement plus larges.

3. Ouvrez les hanches : faites pivoter votre hanche et votre pied gauche vers l'extérieur, de manière à ce qu'ils soient face au côté gauche du tapis. Gardez votre pied droit pointé vers l'avant.

4. Pliez le genou avant : pliez votre genou droit en vous assurant qu'il est directement au-dessus de votre cheville droite. Essayez de créer un angle de 90 degrés avec votre cuisse droite parallèle au sol. Ajustez la position de vos pieds si nécessaire pour obtenir un bon alignement.

5. Étendez les bras : Étendez vos bras sur les côtés à hauteur d'épaule, paumes vers le bas. Vos bras doivent être parallèles au sol, formant une ligne droite avec vos épaules.

6. Regard : Tournez la tête pour regarder par-dessus le bout de votre doigt droit, en gardant votre cou

long et détendu. Votre regard doit être concentré
au-delà du bout de vos doigts avant.

7. Engagez le tronc : tirez votre nombril vers votre
colonne vertébrale pour engager les muscles
centraux et stabiliser votre torse.

8. Placer les hanches et les épaules : Gardez vos
hanches et vos épaules bien droites vers le côté du
tapis, en évitant toute torsion ou inclinaison du torse.

9. Détendez les épaules : adoucissez vos épaules en
les éloignant de vos oreilles et élargissez-les au
niveau des clavicules.

10. Respirez : Respirez lentement et profondément
pendant que vous maintenez la pose, en maintenant
un rythme régulier et uniforme.

11. Maintenez la pose : maintenez la pose du Warrior
II pendant 30 secondes à 1 minute, ou plus si cela est
confortable, en vous concentrant sur votre
respiration et en maintenant la stabilité et la force
des jambes.

12. Relâcher : Pour libérer la pose, redressez votre jambe droite et rapprochez vos pieds en haut du tapis. Répétez la pose du côté opposé, en reculant le pied gauche et en pliant le genou gauche.
Warrior II Pose est une posture stimulante et ancrée qui développe la force, l'endurance et la concentration. Il est souvent intégré aux séquences de yoga et peut être pratiqué comme pose autonome pour améliorer la force et la flexibilité du bas du corps. Comme pour toute pose de yoga, écoutez votre corps, modifiez-le si nécessaire et évitez tout inconfort ou tension.

C. Pose de la chaise :

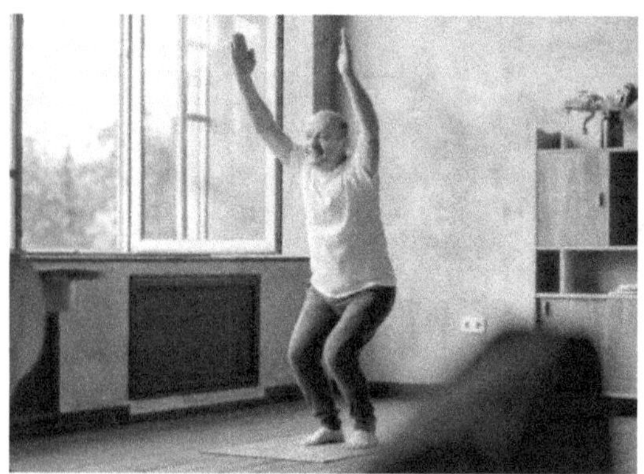

 Chair Pose, également connue sous le nom d'Utkatasana en sanskrit, est une posture de yoga debout qui renforce les jambes, le tronc et le dos tout en améliorant l'équilibre et la concentration. Voici les étapes pour effectuer la pose de la chaise :

1. Position de départ : Commencez par vous tenir droit, les pieds joints, les bras le long du corps et les épaules détendues.

2. Mountain Pose (Tadasana) : engagez vos muscles centraux et répartissez votre poids uniformément sur les deux pieds. Enfoncez les quatre coins de vos pieds – le monticule du gros orteil, le monticule du

petit orteil, le talon intérieur et le talon extérieur –
pour créer une base stable.

3. Inspirez et levez les bras : Inspirez profondément
en atteignant vos bras au-dessus de votre tête, les
paumes face à face et les doigts écartés. Allongez
votre colonne vertébrale et gardez vos épaules
détendues, loin de vos oreilles.

4. Expirez et pliez les genoux : Pendant que vous
expirez, commencez à plier les genoux comme si
vous étiez assis sur une chaise imaginaire. Gardez
vos genoux alignés avec vos chevilles et vos cuisses
parallèles au sol. Concentrez-vous sur le maintien de
votre poids sur vos talons pour activer les muscles
de vos fessiers et de vos ischio-jambiers.

5. Engage Core : engagez vos muscles centraux en
tirant votre nombril vers votre colonne vertébrale.
Cela aide à stabiliser votre torse et à protéger le bas
de votre dos.

6. Alignement : assurez-vous que vos genoux sont
alignés avec votre deuxième orteil et évitez de

laisser vos genoux s'effondrer vers l'intérieur. Gardez votre poitrine levée et votre colonne vertébrale longue, en évitant d'arrondir ou de cambrer le dos.

7. Regard vers l'avant : Maintenez un regard constant vers l'avant, en gardant votre cou aligné avec votre colonne vertébrale. Détendez les muscles de votre visage et respirez profondément pendant que vous maintenez la pose.

8. Maintenez la pose : maintenez la pose sur chaise pendant 30 secondes à 1 minute, ou aussi longtemps que vous vous sentez à l'aise. Concentrez-vous sur le maintien d'un bon alignement et sur l'approfondissement de votre respiration pour vous aider à maintenir la pose.

9. Relâcher : Pour libérer la pose, expirez en redressant vos jambes et abaissez vos bras à vos côtés. Tenez-vous droit dans Mountain Pose pendant quelques respirations pour vous réinitialiser avant de passer à la pose suivante.

Conseils:

- Si tu as les épaules serrées ou si tu as du mal à
lever les bras au-dessus de ta tête, tu peux garder tes
mains sur tes hanches ou les amener en position de
prière sur ta poitrine.
- Si vous avez des problèmes de genoux ou des
difficultés d'équilibre, vous pouvez pratiquer la pose
de chaise contre un mur pour plus de soutien ou
réduire la profondeur du squat en pliant moins les
genoux.
- Concentrez-vous sur le maintien d'une respiration
régulière tout au long de la pose, en inspirant
profondément par le nez et en expirant
complètement par la bouche.
- Au fur et à mesure que vous devenez plus à l'aise
avec Chair Pose, vous pouvez explorer des variantes
telles que tordre le torse ou soulever la pointe de vos
pieds pour un défi supplémentaire.

D. Équilibre sur une jambe :

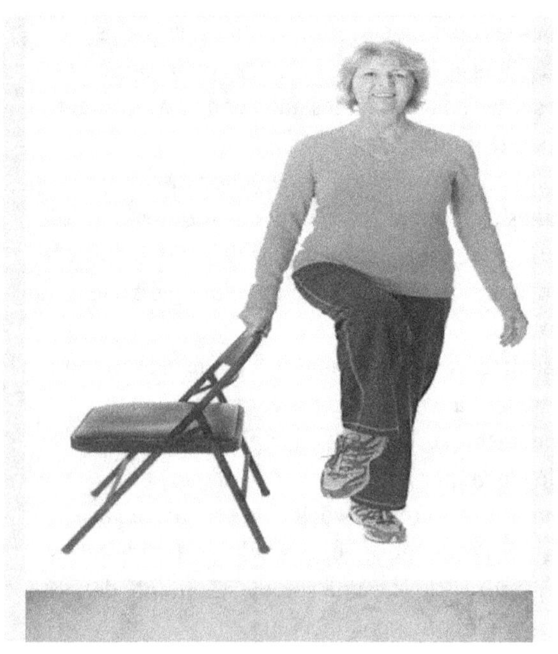

L'équilibre sur une jambe est un exercice fondamental pour améliorer l'équilibre, la stabilité et la proprioception. Il aide à renforcer les muscles du bas du corps, notamment les chevilles, les genoux et les hanches, tout en engageant le tronc pour plus de stabilité. Voici les étapes pour effectuer l'équilibre sur une seule jambe :

1. Position de départ : Commencez par vous tenir droit, les pieds écartés à la largeur des hanches et les bras détendus le long du corps.

2. Engagez les muscles centraux : activez vos muscles centraux en tirant doucement votre nombril vers votre colonne vertébrale. Cela aide à stabiliser votre bassin et votre colonne vertébrale tout au long de l'exercice.

3. Déplacer le poids : Transférez votre poids sur un pied tout en soulevant légèrement le pied opposé du sol. Vous pouvez soit maintenir le pied levé juste au-dessus du sol, soit placer légèrement les orteils sur le sol pour un soutien supplémentaire.

4. Trouvez l'équilibre : concentrez votre regard sur un point fixe devant vous pour vous aider à maintenir l'équilibre. Évitez de regarder vos pieds, car cela pourrait perturber votre équilibre.

5. Stabiliser : Une fois que vous avez trouvé votre équilibre sur une jambe, concentrez-vous sur le

maintien de la stabilité de votre jambe debout.
Imaginez que vous enraciniez le pied dans le sol
pour créer une base solide.

6. Alignement : assurez-vous d'un bon alignement
en gardant vos hanches au niveau et en évitant toute
inclinaison ou inclinaison d'un côté. Vos épaules
doivent également rester carrées et détendues.

7. Tenir : Tenez l'équilibre sur une jambe pendant 10
à 30 secondes, ou aussi longtemps que vous pouvez
maintenir une forme appropriée sans vaciller
excessivement.

8. Changer de côté : abaissez lentement le pied levé
vers le sol et passez à la jambe opposée. Répétez les
mêmes étapes de l'autre côté.

9. Progression : À mesure que vous devenez plus à
l'aise avec l'équilibre d'une seule jambe, vous pouvez
vous mettre au défi en fermant les yeux, en étendant
vos bras sur les côtés ou au-dessus de votre tête, ou
en ajoutant de petits mouvements tels que lever le

genou plus haut ou faire pivoter la jambe vers
l'extérieur.

10. Respiration : N'oubliez pas de respirer
profondément et uniformément tout au long de
l'exercice. Inspirez par le nez pour vous préparer et
expirez par la bouche pendant que vous trouvez
votre équilibre et maintenez la position.

11. Répétition : Essayez d'effectuer 3 à 5 répétitions
sur chaque jambe, en augmentant progressivement la
durée de chaque prise à mesure que votre équilibre
s'améliore.

12. Récupération : Après avoir terminé l'exercice
d'équilibre sur une jambe des deux côtés, prenez un
moment pour vous tenir debout avec les deux pieds
fermement plantés sur le sol et détendre vos muscles.
Secouez toute tension et prenez quelques
respirations profondes avant de passer à l'exercice
ou à l'activité suivante.

L'intégration de l'équilibre sur une jambe dans votre
routine d'entraînement régulière peut aider à

améliorer votre équilibre, votre stabilité et la force globale du bas du corps. Commencez par des prises plus courtes et progressez progressivement vers des durées plus longues à mesure que vous gagnez en confiance et en stabilité.

Exercices de proprioception

Les exercices de proprioception se concentrent sur l'amélioration de la conscience de la position et du mouvement du corps, ce qui est essentiel au maintien de l'équilibre et de la stabilité. Ces exercices mettent au défi le système de rétroaction sensorielle et aident les individus à développer une meilleure coordination et un meilleur contrôle. Voici quelques exercices de proprioception qui vous conviennent :

1. Position tandem : Tenez-vous debout, un pied directement devant l'autre, du talon aux orteils, comme si vous marchiez sur une corde raide. Gardez vos bras à vos côtés ou placez vos mains sur vos hanches pour vous soutenir. Maintenez la position

pendant 30 secondes à 1 minute, puis changez de côté.

2. Yeux fermés Équilibre : Tenez-vous droit, les pieds écartés à la largeur des hanches et les bras le long du corps. Fermez les yeux et concentrez-vous sur le maintien de votre équilibre sans intervention visuelle. Engagez vos muscles centraux et gardez votre corps centré. Maintenez la pose pendant 30 secondes à 1 minute, puis ouvrez les yeux.

3. Équilibre dynamique : Tenez-vous debout sur une jambe et effectuez de petits mouvements avec l'autre jambe, comme la balancer d'avant en arrière ou la faire tourner dans les airs. Concentrez-vous sur le maintien de votre équilibre sur la jambe debout tout en effectuant les mouvements. Répétez l'opération pendant 10 à 15 répétitions, puis changez de côté.

Exercices de coordination

Les exercices de coordination consistent à intégrer des schémas de mouvement de différentes parties du corps pour améliorer la coordination globale et le contrôle moteur. Ces exercices mettent les personnes âgées au défi de synchroniser leurs mouvements et d'améliorer leur capacité à effectuer des tâches complexes avec précision et efficacité. Voici quelques exercices de coordination qui vous conviennent :

1. Élévations des bras et des jambes : Tenez-vous droit, les pieds écartés à la largeur des hanches et les bras le long du corps. Simultanément, levez un bras au-dessus de votre tête et soulevez la jambe opposée du sol, en équilibre sur la jambe debout. Abaissez le bras et la jambe à la position de départ, puis répétez de l'autre côté. Alternez les côtés pendant 10 à 15 répétitions.

2. Exercice de crawl croisé : Tenez-vous droit, les pieds écartés à la largeur des hanches et les bras étendus sur les côtés à la hauteur des épaules. Soulevez simultanément un genou vers le coude opposé, en tournant légèrement le torse. Revenez à la position de départ et répétez de l'autre côté.

Continuez à alterner les côtés pendant 10 à 15 répétitions.

3. Marcher sur place avec des cercles de bras : Tenez-vous droit, les pieds écartés à la largeur des hanches et les bras à vos côtés. Soulevez un genou vers votre poitrine tout en encerclant simultanément les bras vers l'avant. Abaissez le genou et les bras à la position de départ, puis répétez de l'autre côté. Continuez à alterner les côtés pendant 10 à 15 répétitions.

 Il est important de commencer lentement et d'augmenter progressivement l'intensité et la complexité de ces exercices à mesure que les niveaux de force et de confiance s'améliorent. De plus, les personnes âgées doivent écouter leur corps et modifier leurs exercices si nécessaire pour garantir une expérience d'entraînement sûre et agréable.

Chapitre 5

Entraînement de flexibilité pour seniors en Pilates

La flexibilité est un élément clé de la condition physique qui a tendance à diminuer avec l'âge, entraînant une raideur, une amplitude de mouvement réduite et un risque accru de blessure.

L'entraînement de flexibilité en Pilates se concentre sur l'amélioration de la souplesse des muscles et des articulations, sur la promotion de la mobilité et sur l'amélioration du mouvement fonctionnel global. Dans cette section, nous explorerons trois aspects de l'entraînement de flexibilité spécifiquement adapté aux seniors en Pilates : des routines d'étirements doux, des exercices d'amplitude de mouvement et les nombreux avantages de la flexibilité pour les seniors.

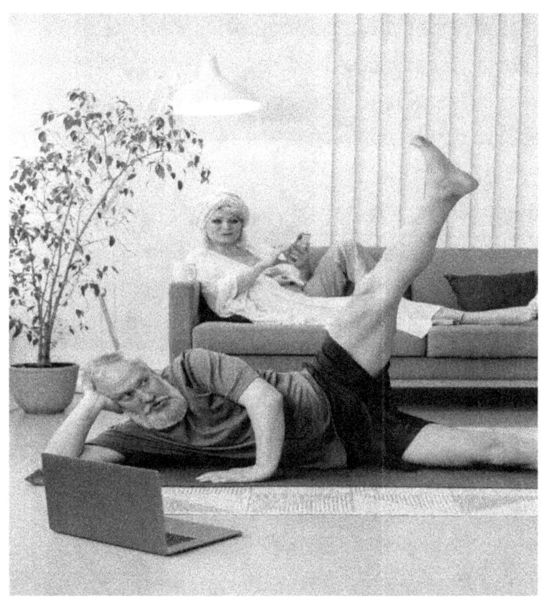

Routines d'étirements doux

Les routines d'étirements doux du Pilates aident les personnes âgées à accroître leur flexibilité et à relâcher les tensions dans les muscles tendus, favorisant ainsi la relaxation et un sentiment de bien-être. Ces exercices d'étirement sont effectués avec des mouvements lents et contrôlés et mettent l'accent sur la conscience de la respiration. Voici quelques exemples de routines d'étirements doux pour les seniors :

1. Étirement du cou : Asseyez-vous ou tenez-vous droit, les épaules détendues. Inclinez doucement votre tête d'un côté, en ramenant votre oreille vers votre épaule jusqu'à ce que vous sentiez un étirement le long du côté de votre cou. Maintenez la position pendant 15 à 30 secondes, puis changez de côté.

2. Étirement des épaules : passez un bras sur votre corps à hauteur d'épaule et utilisez la main opposée pour appuyer doucement le bras plus près de votre poitrine jusqu'à ce que vous sentiez un étirement dans l'épaule et le haut du dos. Maintenez la position pendant 15 à 30 secondes, puis changez de côté.

3. Spinal Twist : Asseyez-vous sur le sol avec les jambes étendues devant vous. Pliez un genou et placez le pied à plat sur le sol, à l'extérieur du genou opposé. Placez la main opposée sur le genou plié et tournez doucement votre torse vers le genou plié, en

atteignant le bras opposé derrière vous pour vous soutenir. Maintenez la position pendant 15 à 30 secondes, puis changez de côté.

4. Étirement des ischio-jambiers : Asseyez-vous sur le sol avec une jambe étendue et l'autre jambe pliée, le pied appuyé contre l'intérieur de la cuisse de la jambe étendue. Penchez-vous en avant à partir des hanches, en tendant la main vers les orteils de la jambe étendue jusqu'à ce que vous sentiez un étirement à l'arrière de la cuisse. Tenez pendant 15 à 30 secondes, puis changez de jambe.

5. Étirement des muscles fléchisseurs de la hanche : agenouillez-vous sur un genou avec le pied opposé à plat sur le sol devant vous. Appuyez légèrement sur vos hanches vers l'avant jusqu'à ce que vous sentiez un étirement à l'avant de la hanche de la jambe agenouillée. Maintenez la position pendant 15 à 30 secondes, puis changez de côté.

Exercices d'amplitude de mouvement

Les exercices d'amplitude de mouvement du Pilates aident les personnes âgées à maintenir et à améliorer la mobilité articulaire, permettant des mouvements plus fluides et plus fluides dans les activités quotidiennes. Ces exercices se concentrent sur le mouvement des articulations dans toute leur amplitude de mouvement de manière contrôlée. Voici quelques exemples d'exercices d'amplitude de mouvement pour les seniors :

1. Cercles de bras : Tenez-vous droit, les bras étendus sur les côtés à la hauteur des épaules. Faites avancer les bras avec de petits mouvements contrôlés, en augmentant progressivement la taille des cercles. Après plusieurs répétitions, inversez le sens des cercles.

2. Balançoires de jambes : Tenez-vous près d'un mur ou d'un support solide pour garder l'équilibre. Balancez une jambe vers l'avant et vers l'arrière dans un mouvement contrôlé, en augmentant progressivement l'amplitude des mouvements à chaque swing. Répéter sur l'autre jambe.

3. Cercles de chevilles : Asseyez-vous ou debout, les pieds à plat sur le sol. Soulevez un pied du sol et faites pivoter la cheville dans des mouvements circulaires, d'abord dans le sens des aiguilles d'une montre, puis dans le sens inverse. Répétez avec l'autre pied.

4. Flexion et extension de la colonne vertébrale : Asseyez-vous bien droit sur une chaise, les pieds à plat sur le sol. Inspirez en cambrant votre colonne vertébrale, en soulevant votre poitrine et en regardant vers le plafond. Expirez en contournant votre colonne vertébrale, en ramenant votre menton vers votre poitrine. Répétez plusieurs fois en bougeant avec votre respiration.

Avantages de flexibilité pour les personnes âgées

L'entraînement de flexibilité offre de nombreux avantages, améliorant à la fois le bien-être physique et mental. Voici quelques-uns des principaux avantages de la formation de flexibilité :

1. Amplitude de mouvement améliorée : des exercices d'étirement et d'amplitude de mouvement réguliers aident les personnes âgées à maintenir et à améliorer leur flexibilité, permettant une plus grande liberté de mouvement dans les activités quotidiennes telles que se pencher, atteindre et se tordre.

2. Risque réduit de blessures : l'entraînement de flexibilité aide les personnes âgées à maintenir la santé musculaire et articulaire, réduisant ainsi le risque de foulures, d'entorses et d'autres blessures. Une flexibilité accrue améliore également l'équilibre et la stabilité, réduisant ainsi davantage le risque de chute.

3. Soulagement de la douleur : les étirements peuvent aider à soulager la raideur et l'inconfort associés aux muscles tendus et à une amplitude de mouvement limitée. Des routines d'étirements doux peuvent aider les personnes âgées à gérer des

douleurs chroniques telles que l'arthrite et la fibromyalgie.

4. Posture améliorée : Une flexibilité améliorée des muscles et des articulations peut aider les personnes âgées à maintenir une meilleure posture et un meilleur alignement, réduisant ainsi le risque de maux de dos et d'autres problèmes musculo-squelettiques.

5. Réduction du stress : l'entraînement à la flexibilité favorise la relaxation et le soulagement du stress, aidant ainsi les personnes âgées à se détendre et à relâcher les tensions physiques et mentales. Les techniques de respiration profonde et de pleine conscience intégrées aux routines d'étirement améliorent encore la réponse de relaxation.

6. Circulation améliorée : les exercices d'étirement et d'amplitude de mouvement favorisent une meilleure circulation sanguine vers les muscles et les articulations, fournissant de l'oxygène et des nutriments tout en éliminant les toxines et les

déchets. Cela peut aider à améliorer la circulation globale et la santé cardiovasculaire.

7. Conscience accrue du corps et de l'esprit : l'entraînement à la flexibilité encourage les personnes âgées à s'adapter à leur corps, en prêtant attention aux sensations, à la respiration et aux mouvements. Cette conscience accrue favorise une connexion corps-esprit plus profonde, favorisant le bien-être général et la vitalité.

 Avec une pratique constante, vous pouvez profiter des nombreux avantages de l'entraînement en flexibilité et bénéficier d'une plus grande liberté de mouvement et d'une plus grande vitalité en vieillissant.

Chapitre 6

Musculation pour seniors en Pilates

L'entraînement en force est un élément crucial de la condition physique, en particulier pour les personnes âgées, car il aide à maintenir la masse musculaire, la densité osseuse et la fonction physique globale. Le Pilates offre des moyens sûrs et efficaces de s'engager dans un entraînement de force, en se concentrant sur des exercices à faible résistance, du Pilates modifié avec des accessoires et en développant l'endurance musculaire. Dans cette section, nous approfondirons chaque aspect pour fournir une compréhension complète de l'entraînement en force pour les seniors en Pilates.

Exercices à faible résistance

Les exercices de Pilates à faible résistance impliquent d'utiliser le poids du corps comme résistance ou d'incorporer des accessoires légers tels que des bandes de résistance, de petits poids ou des anneaux Pilates. Ces exercices aident les personnes âgées à développer progressivement leur force sans exercer de pression excessive sur les articulations ni risquer de se blesser. Voici quelques exemples d'exercices à faible résistance pour seniors en Pilates :

1. Presse-jambes : Asseyez-vous bien droit sur une chaise, les pieds à plat sur le sol et les genoux fléchis. Placez un petit ballon Pilates entre vos genoux et pressez le ballon pendant que vous étendez vos jambes, en appuyant contre la résistance. Tenez pendant quelques secondes, puis relâchez et répétez.

2. Cercles de bras avec bande de résistance : Tenez-vous droit, les pieds écartés à la largeur des hanches et tenez une extrémité d'une bande de résistance dans chaque main. Étendez vos bras sur les côtés à hauteur d'épaule et effectuez de petits cercles avec les bras, en engageant les muscles des

épaules. Augmentez progressivement la taille des cercles pour une plus grande résistance.

3. Pont avec bande de résistance : Allongez-vous sur le dos, les genoux pliés et les pieds à plat sur le sol. Placez une bande de résistance juste au-dessus des genoux et appuyez les genoux vers l'extérieur contre la résistance pendant que vous soulevez vos hanches vers le plafond en position pont. Maintenez la position pendant quelques secondes, puis redescendez et répétez.

4. Levers de jambes latéraux avec poids aux chevilles : Allongez-vous sur le côté, les jambes empilées et les chevilles lestées. Soulevez la jambe supérieure vers le haut, en engageant les muscles extérieurs de la cuisse, puis redescendez avec contrôle. Répétez l'opération pour un nombre défini de répétitions, puis changez de côté.

Pilates modifié avec accessoires

Les exercices Pilates modifiés avec des accessoires
offrent une résistance et un défi supplémentaires,
aidant les personnes âgées à développer leur force et
leur stabilité de manière contrôlée. Des accessoires
tels que des ballons de stabilité, des anneaux Pilates
et des rouleaux en mousse peuvent être intégrés aux
exercices Pilates traditionnels pour cibler des
groupes musculaires spécifiques et améliorer la force
globale. Voici quelques exemples d'exercices Pilates
modifiés avec accessoires pour les seniors :

1. Squats avec ballon de stabilité : Tenez-vous droit
avec un ballon de stabilité placé entre le bas du dos
et un mur. Abaissez-vous en position accroupie, en
gardant vos genoux alignés avec vos chevilles et en
appuyant contre le ballon pour vous soutenir.
Maintenez la position pendant quelques secondes,
puis relevez-vous et répétez.

2. Pilates Ring Chest Press : Asseyez-vous bien sur
une chaise, les pieds à plat sur le sol et tenez un
anneau de Pilates devant votre poitrine avec les
coudes pliés. Appuyez sur l'anneau vers l'extérieur,
en étendant complètement vos bras tout en

engageant les muscles de la poitrine. Tenez pendant quelques secondes, puis relâchez et répétez.

3. Planches à rouleaux en mousse : placez un rouleau en mousse sous vos tibias et adoptez une position de planche, les mains écartées à la largeur des épaules et les épaules empilées sur les poignets. Engagez vos muscles centraux et maintenez la position de planche aussi longtemps que vous pouvez conserver une forme appropriée, en vous concentrant sur la stabilité et le contrôle.

4. Rangées de bandes de résistance : Asseyez-vous bien sur une chaise, les pieds à plat sur le sol et enroulez une bande de résistance autour de la plante de vos pieds. Tenez une extrémité de la bande dans chaque main et effectuez des rangées en tirant la bande vers votre poitrine, en engageant les muscles du dos. Relâchez lentement et répétez pour un nombre défini de répétitions.

Développer l'endurance musculaire

En plus de développer votre force, vous pouvez bénéficier de l'accent mis sur l'endurance musculaire, qui fait référence à la capacité des muscles à effectuer des contractions répétitives sur une période de temps prolongée. Le Pilates propose des exercices qui ciblent des groupes musculaires spécifiques et mettent l'endurance au défi tout en favorisant un alignement et un contrôle appropriés. Voici quelques stratégies pour développer votre endurance musculaire grâce au Pilates :

1. Séries à haute répétition : effectuez des exercices avec des répétitions plus élevées, en visant 12 à 15 répétitions par série pour fatiguer les muscles et favoriser l'endurance.

2. Mouvements lents et contrôlés : Insistez sur les mouvements lents et contrôlés pour engager les muscles plus efficacement et prolonger le temps sous tension.

3. Entraînement en circuit Pilates : intégrez un entraînement de type circuit avec plusieurs exercices ciblant différents groupes musculaires. Effectuez

chaque exercice pendant une durée ou un nombre de répétitions défini avant de passer à l'exercice suivant, en accordant un minimum de repos entre les séries pour maintenir l'intensité et mettre l'endurance au défi.

4. Surcharge progressive : augmentez progressivement l'intensité ou la résistance des exercices au fil du temps pour continuer à solliciter les muscles et favoriser les adaptations. Ceci peut être réalisé en utilisant des poids plus lourds, en augmentant la tension des bandes de résistance ou en ajustant la difficulté des exercices de Pilates.

Avec une pratique et un dévouement constants, vous pouvez profiter des nombreux avantages de l'entraînement en force Pilates, conduisant à une plus grande indépendance, vitalité et qualité de vie.

Chapitre 7

Améliorer la posture avec le Pilates pour les seniors

Maintenir une bonne posture est essentiel pour prévenir l'inconfort, réduire les risques de blessures et favoriser le bien-être général. Le Pilates propose une variété d'exercices et de techniques spécialement conçus pour améliorer la posture en renforçant les muscles centraux, en stabilisant la colonne vertébrale et en favorisant un bon alignement. De plus, l'intégration de conseils ergonomiques dans la vie quotidienne peut favoriser davantage l'adoption de saines habitudes de posture. Dans cette section, nous explorerons les exercices Pilates pour une meilleure posture, des conseils ergonomiques pour la vie quotidienne et des exercices de stabilisation de la colonne vertébrale pour aider à atteindre et à maintenir une posture optimale.

Exercices Pilates pour une meilleure posture

Le Pilates est réputé pour l'accent mis sur la force, l'alignement et la conscience du corps, ce qui en fait une pratique idéale pour améliorer la posture. Voici quelques exercices Pilates spécifiquement destinés à améliorer la posture :

1. Inclinaisons pelviennes : Allongez-vous sur le dos, les genoux pliés et les pieds à plat sur le sol. Inspirez pour vous préparer, puis expirez en inclinant votre bassin vers l'arrière, en aplatissant le bas de votre dos contre le tapis. Tenez un instant, puis inspirez pour revenir au neutre. Cet exercice renforce le tronc et favorise un bon alignement du bassin.

2. Ouvre-poitrine : Asseyez-vous droit, les jambes étendues devant vous et une petite balle ou un petit

coussin de Pilates entre vos mains. Inspirez en levant les bras au-dessus de votre tête, en ouvrant votre poitrine et en levant votre regard. Expirez en baissant les bras, en serrant le ballon entre vos paumes. Cet exercice aide à contrecarrer les épaules arrondies et encourage l'extension thoracique.

3. Rétraction scapulaire : Tenez-vous droit, les bras étendus sur les côtés à la hauteur des épaules. Inspirez pour vous préparer, puis expirez en rapprochant vos omoplates, en les serrant doucement. Tenez un instant, puis inspirez pour relâcher. Cet exercice renforce les muscles entre les omoplates et favorise un bon alignement des épaules.

4. Étirement de la colonne vertébrale vers l'avant : Asseyez-vous droit, les jambes étendues devant vous, les pieds fléchis. Inspirez pour allonger votre colonne vertébrale, puis expirez en vous penchant vers l'avant à partir des hanches, en tendant vos mains vers vos pieds. Gardez le dos plat et évitez d'arrondir la colonne vertébrale. Cet exercice étire

les ischio-jambiers et favorise l'articulation de la colonne vertébrale.

Conseils ergonomiques pour la vie quotidienne

En plus des exercices Pilates, l'intégration de principes ergonomiques dans les activités quotidiennes peut vous aider à maintenir une bonne posture et à réduire la tension sur le corps. Voici quelques conseils ergonomiques pour améliorer la posture au quotidien :

1. Asseyez-vous et tenez-vous droit : Que vous soyez assis ou debout, maintenez une colonne vertébrale neutre avec les épaules détendues et alignées sur les hanches. Évitez de vous affaler ou de cambrer le dos et engagez les muscles du tronc pour soutenir une bonne posture.

2. Utilisez des meubles de soutien : Choisissez des chaises et des matelas qui offrent un soutien adéquat à la colonne vertébrale et favorisent une bonne posture. Utilisez des coussins ou des rouleaux

lombaires si un soutien supplémentaire est nécessaire pour maintenir un bon alignement de la colonne vertébrale.

3. Ajustez la configuration de l'espace de travail : assurez-vous que les écrans d'ordinateur sont au niveau des yeux, que les claviers sont positionnés à hauteur des coudes et que les chaises offrent un soutien lombaire adéquat. Faites des pauses régulières pour vous lever, vous étirer et vous déplacer afin d'éviter les raideurs et de favoriser la circulation.

4. Soulevez en toute sécurité : lorsque vous soulevez des objets, pliez les genoux et les hanches plutôt que la taille et gardez la colonne vertébrale neutre. Utilisez les muscles de vos jambes pour soulever et évitez les mouvements de torsion ou de secousses qui peuvent fatiguer le dos.

Exercices de stabilisation de la colonne vertébrale

La stabilisation de la colonne vertébrale est cruciale pour maintenir une bonne posture et prévenir les blessures. Le Pilates propose une variété d'exercices qui ciblent les muscles qui soutiennent la colonne vertébrale, contribuant ainsi à améliorer la stabilité et à réduire le risque de maux de dos. Voici quelques exercices de stabilisation de la colonne vertébrale :

1. Bird Dog : Commencez à quatre pattes avec les poignets sous les épaules et les genoux sous les hanches. Inspirez pour vous préparer, puis expirez en étendant un bras vers l'avant et la jambe opposée vers l'arrière, en maintenant un dos plat et en engageant les muscles centraux. Maintenez la position pendant un moment, puis revenez à la position de départ et changez de côté. Cet exercice renforce les muscles du tronc et stabilise la colonne vertébrale.

2. Planche :

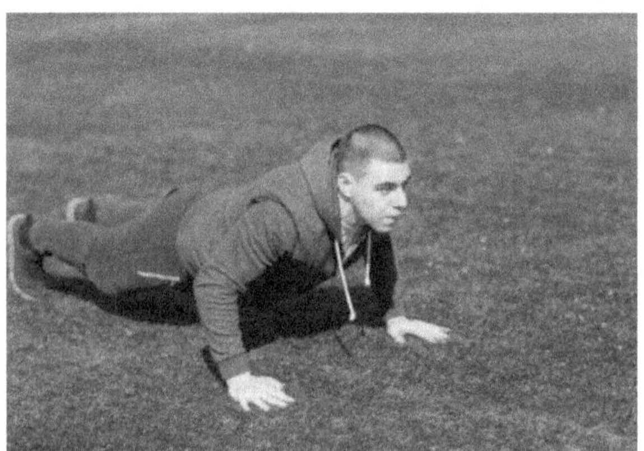

Commencez en position de pompes avec les mains
sous les épaules et le corps en ligne droite de la tête
aux talons. Engagez les muscles centraux et
maintenez la position aussi longtemps que vous
pouvez conserver une forme appropriée, en vous

concentrant sur la stabilisation de la colonne vertébrale et en évitant l'affaissement ou la cambrure. Cet exercice renforce l'ensemble du tronc et favorise l'alignement de la colonne vertébrale.

3. Planche latérale : Allongez-vous sur un côté, les jambes empilées et le coude directement sous l'épaule. Soulevez vos hanches du tapis, créant une ligne droite de la tête aux talons, et engagez les muscles centraux pour stabiliser la colonne vertébrale. Tenez aussi longtemps que vous pouvez conserver une forme appropriée, puis redescendez et changez de côté. Cet exercice cible les muscles des côtés du corps et favorise la stabilité latérale de la colonne vertébrale.

L'intégration d'exercices Pilates pour une meilleure posture, de conseils ergonomiques pour la vie quotidienne et d'exercices de stabilisation de la colonne vertébrale dans une routine régulière peut aider les personnes âgées à maintenir une posture optimale, à réduire l'inconfort et à favoriser la santé globale de la colonne vertébrale.

Chapitre 8

Améliorer le bien-être : relaxation, pleine conscience et réduction du stress avec le Pilates

Dans le domaine de la santé et de la forme physique holistiques, la relaxation, la pleine conscience et la réduction du stress jouent un rôle essentiel dans l'atteinte du bien-être général. Pour les seniors qui se lancent dans l'aventure Pilates, intégrer ces éléments dans leur pratique est non seulement bénéfique mais également essentiel pour maximiser les bénéfices de leurs entraînements. Dans ce chapitre, nous approfondirons diverses techniques de relaxation, explorerons l'importance de la respiration consciente et découvrirons des exercices de réduction du stress grâce au Pilates spécialement conçus pour les personnes âgées.

Techniques de relaxation

1. Relaxation musculaire progressive (PMR) : La
PMR consiste à tendre et à détendre
systématiquement différents groupes musculaires
pour soulager la tension physique et induire un état
de relaxation profonde. Les seniors peuvent intégrer
la PMR dans leur routine Pilates en engageant
consciemment puis en relâchant des groupes
musculaires lors d'exercices spécifiques. Cette
technique améliore la conscience du corps et
favorise la relaxation, ce qui en fait un complément
idéal aux mouvements Pilates.

2. Imagerie guidée : l'imagerie guidée exploite le
pouvoir de la visualisation pour favoriser la
relaxation et réduire le stress. Pendant les séances de
Pilates, les instructeurs peuvent guider les personnes
âgées à travers des visualisations de contextes
tranquilles, comme une plage paisible ou un jardin
serein. En s'immergeant dans ces images mentales,
les seniors peuvent créer une sensation de calme et

de bien-être, améliorant ainsi l'expérience globale du
Pilates.

3. Exercices de respiration : Les techniques de
respiration profonde sont fondamentales pour les
pratiques de relaxation et de pleine conscience. Les
seniors peuvent intégrer la respiration consciente
dans leur routine Pilates en se concentrant sur des
respirations profondes et diaphragmatiques qui se
synchronisent avec le mouvement. Encourager les
personnes âgées à inspirer profondément par le nez,
permettant à l'abdomen de se dilater, et à expirer
lentement par la bouche, favorise la relaxation,
réduit le stress et améliore la concentration pendant
les exercices de Pilates.

Respiration consciente

La respiration consciente est la pierre angulaire de la
pratique du Pilates, facilitant une connexion plus
profonde entre l'esprit et le corps. Pour les personnes
âgées, la respiration consciente offre une voie vers
une plus grande conscience de soi, une relaxation et

une clarté mentale. Voici quelques stratégies pour intégrer la respiration consciente dans les séances de Pilates :

- Conscience de la respiration : encouragez les personnes âgées à prêter attention au rythme naturel de leur respiration lorsqu'elles effectuent des exercices de Pilates. En cultivant la conscience de la respiration, les personnes âgées peuvent améliorer leur concentration, réduire les distractions et approfondir leur connexion avec le moment présent.

- Synchronisation de la respiration : Guidez les seniors à synchroniser leur respiration avec le mouvement pendant les exercices de Pilates. L'inspiration pendant la phase préparatoire d'un exercice et l'expiration pendant la phase d'exécution favorisent un mouvement fluide et contrôlé et favorisent la relaxation.

- Attention ciblée : Rappelez aux seniors de maintenir une attention concentrée sur leur respiration tout au long de leur pratique du Pilates. Lorsque des distractions surviennent ou que l'esprit s'égare, encouragez les personnes âgées à rediriger doucement leur attention vers la respiration, favorisant ainsi un sentiment de pleine conscience et de présence.

Exercices de réduction du stress grâce au Pilates

Le Pilates propose une multitude d'exercices de réduction du stress qui répondent aux besoins et capacités uniques des personnes âgées. En incorporant des mouvements conscients, une respiration contrôlée et des techniques de relaxation, le Pilates peut constituer un outil puissant pour gérer le stress et promouvoir le bien-être général. Voici quelques exercices de réduction du stress adaptés aux seniors :

1. Étirements doux : Les exercices Pilates axés sur l'étirement doux et l'allongement des muscles peuvent aider les personnes âgées à relâcher les tensions et à réduire le stress. Des mouvements tels

que l'étirement Cat-Cow, Spine Stretch Forward et Swan Dive encouragent la flexibilité, la mobilité et la relaxation dans tout le corps.

2. Mouvements centrés sur la respiration : De nombreux exercices de Pilates soulignent l'importance de coordonner le mouvement avec la respiration, favorisant ainsi une sensation de calme et de relaxation. Les personnes âgées peuvent s'engager dans des mouvements centrés sur la respiration tels que les cent, les enroulements et les étirements d'une seule jambe pour cultiver la pleine conscience, réduire le stress et améliorer le bien-être général.

3. Séquences de mouvements conscients : les séquences de Pilates qui se déroulent en douceur d'un mouvement à l'autre peuvent favoriser la relaxation et la clarté mentale. Les seniors peuvent participer à des séquences de mouvements conscients telles que la série Classical Pilates Mat ou un flux Pilates doux pour synchroniser la respiration avec le mouvement, réduire le stress et améliorer l'humeur et les perspectives générales.

En conclusion, la relaxation, la pleine conscience et
la réduction du stress font partie intégrante d'une
pratique Pilates adaptée aux seniors. En intégrant des
techniques de relaxation, une respiration consciente
et des exercices de réduction du stress dans leur
routine Pilates, les personnes âgées peuvent
bénéficier de profonds bienfaits physiques, mentaux
et émotionnels. Avec une pratique régulière et un
engagement à prendre soin de soi, le Pilates peut
devenir non seulement une forme d'exercice, mais
aussi une voie vers un plus grand bien-être et une
plus grande vitalité au cours des dernières années.

Chapitre 9

Progression et modifications

La progression et les modifications sont des aspects clés d'une pratique réussie du Pilates. À mesure que les individus vieillissent, leur corps peut avoir des besoins et des capacités différents, ce qui rend essentiel l'adaptation des exercices pour s'adapter à ces changements. Dans ce chapitre, nous explorerons comment les individus peuvent progresser progressivement dans leurs exercices Pilates, adapter leurs mouvements pour répondre à leurs besoins individuels et suivre efficacement leurs progrès tout au long du processus.

Avancement progressif dans les exercices

Développer la force et l'endurance : abordez le Pilates en mettant l'accent sur une progression progressive, en augmentant progressivement l'intensité et la complexité des exercices au fil du temps. En commençant par des mouvements de base et en incorporant progressivement des variations plus difficiles, vous pouvez développer votre force, votre endurance et votre confiance dans votre pratique du Pilates.

Progression en pleine conscience : il est important d'écouter votre corps et de progresser à un rythme qui vous semble confortable et durable. Vous êtes encouragé à prêter attention à la façon dont votre corps réagit à chaque exercice et à procéder aux ajustements en conséquence. La progression doit être progressive et consciente, assurez-vous que vous vous sentez mis au défi mais pas dépassé par la pratique du Pilates.

Variété et adaptation : introduire de la variété dans les séances de Pilates peut vous aider à continuer à progresser et à éviter les plateaux dans votre parcours de remise en forme. L'intégration de différents accessoires, équipements et variations de mouvements peut mettre le corps au défi de nouvelles manières, favorisant une croissance et une amélioration continues au fil du temps.

Adapter les mouvements de Pilates aux besoins individuels

Personnalisation des exercices : les exercices de Pilates peuvent être facilement adaptés pour s'adapter aux personnes âgées ayant des capacités et des limitations variables. Nous vous encourageons à travailler avec un instructeur de Pilates qualifié qui peut adapter les exercices à vos besoins individuels, en tenant compte de toute limitation physique, blessure ou problème de santé.

Modification pour la mobilité : les personnes à mobilité réduite peuvent bénéficier de modifications qui rendent les exercices de Pilates plus accessibles et plus confortables. Cela peut impliquer l'utilisation d'accessoires tels que des blocs, des sangles ou des bandes de résistance pour soutenir et assister les mouvements, ou la modification d'exercices à effectuer en position assise ou inclinée.

Concentrez-vous sur l'alignement et la stabilité : en se concentrant sur les signaux d'alignement et en engageant les muscles centraux, les personnes âgées peuvent améliorer la posture, l'équilibre et la conscience globale du corps, réduisant ainsi le risque de blessure et améliorant l'efficacité de leurs entraînements.

Suivi des progrès

Fixer des objectifs : fixez-vous des objectifs spécifiques et réalisables, qu'il s'agisse d'améliorer la flexibilité, d'augmenter la force ou de réduire la douleur et l'inconfort. Fixer des objectifs clairs vous procure un sentiment d'orientation et de motivation qui vous aidera à rester concentré et engagé dans votre pratique.

Suivi des progrès : suivez vos progrès en tenant un journal ou un journal Pilates, en enregistrant des détails tels que les exercices effectués, la durée de chaque séance et toutes les observations ou idées acquises au cours de la pratique. Le suivi des progrès vous permet de suivre les améliorations au fil du temps et de procéder aux ajustements nécessaires pour continuer à progresser vers vos objectifs.

Écoute du corps : Avant tout, écoutez votre corps et honorez vos limites physiques. Le Pilates est une pratique de conscience de soi et de soins personnels, vous devez vous sentir autorisé à modifier les exercices ou à prendre des pauses si nécessaire pour garantir la sécurité et le bien-être pendant la pratique.

En progressant progressivement dans les exercices, en adaptant les mouvements pour répondre aux besoins individuels et en surveillant efficacement les progrès, vous pouvez profiter d'une expérience Pilates sûre, efficace et enrichissante qui soutient votre santé et votre bien-être général pour les années à venir.

Chapitre 10

Foire aux questions sur le Pilates

Le Pilates est une forme d'exercice populaire parmi les personnes âgées en raison de son approche douce mais efficace pour améliorer la force, la flexibilité et le bien-être général. Cependant, les gens peuvent avoir des questions ou des inquiétudes concernant le démarrage ou le maintien d'une pratique du Pilates. Dans ce chapitre, nous aborderons quelques questions courantes et fournirons des conseils pour assurer la cohérence de la pratique du Pilates.

Répondre aux préoccupations communes

1. Le Pilates est-il sans danger pour les personnes âgées ?

- Oui, le Pilates est généralement sans danger pour les personnes âgées, mais il est essentiel de consulter un professionnel de la santé avant de commencer tout nouveau programme d'exercices, surtout si vous avez des problèmes de santé préexistants ou des limitations physiques. Un instructeur Pilates qualifié peut également apporter des modifications pour garantir que les exercices sont sûrs et adaptés à vos besoins individuels.

2. Le Pilates aidera-t-il à l'équilibre et à la prévention des chutes ?

- Oui, le Pilates peut améliorer l'équilibre, la stabilité et la coordination, qui sont cruciaux pour la prévention des chutes chez les personnes âgées. Les exercices Pilates se concentrent sur le renforcement des muscles centraux, l'amélioration de la posture et la conscience corporelle, qui contribuent tous à un meilleur équilibre et à une réduction du risque de chute.

3. Le Pilates peut-il aider à soulager les douleurs articulaires et l'arthrite ?

- Oui, le Pilates peut être bénéfique pour les personnes âgées souffrant de douleurs articulaires et d'arthrite. La nature à faible impact des exercices Pilates, combinée à l'accent mis sur des mouvements doux et contrôlés, peut aider à soulager la douleur, à améliorer la flexibilité et à augmenter la mobilité des articulations. Il est cependant essentiel de signaler tout inconfort ou limitation à votre moniteur afin que les exercices soient adaptés en conséquence.

4. Ai-je besoin d'un équipement spécial pour le Pilates ?

- Bien que le Pilates puisse être pratiqué à l'aide d'équipements spécialisés tels que des reformers, des Cadillac ou des chaises, il peut également être pratiqué en utilisant simplement un tapis. De nombreux exercices de Pilates peuvent être adaptés à la pratique sur tapis, ce qui les rend accessibles et pratiques pour les personnes âgées à faire à la maison ou en cours de groupe.

Conseils pour la cohérence

1. Fixez-vous des objectifs réalistes : définissez des objectifs spécifiques et réalisables pour votre pratique du Pilates, tels que l'amélioration de la flexibilité, l'augmentation de la force ou la réduction du stress. Fixer des objectifs réalistes aide à maintenir la motivation et la concentration, ce qui facilite la cohérence avec votre pratique.

2. Trouvez une communauté de soutien : Rejoindre un cours ou un groupe de Pilates peut apporter responsabilité, encouragement et camaraderie, ce qui vous donne plus de chances de vous en tenir à votre pratique. Se connecter avec d'autres personnes partageant les mêmes objectifs et intérêts peut vous aider à rester motivé et inspiré tout au long de votre parcours Pilates.

3. Intégrez le Pilates à votre routine : Intégrez régulièrement le Pilates à votre routine hebdomadaire en planifiant des séances à une heure et un jour constants. Que ce soit tôt le matin, pendant votre pause déjeuner ou le soir avant de vous

coucher, trouver un moment qui vous convient et vous y tenir peut vous aider à établir une habitude de pratique cohérente.

4. Écoutez votre corps : faites attention à ce que ressent votre corps pendant et après les séances de Pilates et ajustez votre pratique en conséquence. Si vous vous sentez fatigué ou ressentez un inconfort, vous pouvez faire une pause ou modifier vos exercices en fonction de vos besoins. La cohérence consiste à trouver un équilibre entre se mettre au défi et respecter les limites de son corps.

5. Célébrez les progrès : Célébrez vos réalisations et vos jalons tout au long de votre parcours, aussi petits qu'ils puissent paraître. Qu'il s'agisse de maîtriser un nouvel exercice, d'augmenter votre flexibilité ou de vous sentir plus énergique et plus confiant, reconnaître vos progrès peut stimuler la motivation et renforcer votre engagement dans une pratique constante du Pilates.

Le Pilates offre de nombreux avantages, mais il est essentiel de répondre aux préoccupations communes

et d'établir des stratégies de cohérence pour récolter
tous les fruits de cette pratique transformatrice.

Conclusion

Profiter des bienfaits du Pilates

Alors que nous arrivons à la fin de ce voyage à travers le Pilates pour les seniors, il est essentiel de réfléchir aux nombreux avantages de cette pratique transformatrice et d'offrir des encouragements pour entreprendre un voyage Pilates tout au long de la vie. De l'amélioration de la force et de la flexibilité à l'amélioration de l'équilibre et du bien-être mental, le Pilates offre de nombreux avantages aux personnes âgées qui cherchent à améliorer leur qualité de vie et à maintenir leur vitalité en vieillissant.

Récapitulatif des avantages

Tout au long de ce livre, nous avons exploré les innombrables avantages du Pilates pour les seniors, notamment :

- Force et flexibilité améliorées : les exercices
Pilates ciblent les muscles centraux et favorisent la
force fonctionnelle et la flexibilité, essentielles au
maintien de la mobilité et de l'indépendance à
mesure que nous vieillissons.

- Équilibre et coordination améliorés : le Pilates met
l'accent sur un bon alignement et une bonne
conscience du corps, aidant les personnes âgées à
améliorer l'équilibre, la stabilité et la coordination,
réduisant ainsi le risque de chutes et de blessures.

- Réduction des douleurs articulaires et de l'arthrite :
La nature douce et à faible impact des exercices
Pilates peut aider à soulager les douleurs et raideurs
articulaires associées à des affections telles que
l'arthrite, favorisant ainsi un plus grand confort et
une plus grande mobilité.

- Réduction du stress et bien-être mental : Le Pilates
intègre des techniques de respiration et de relaxation
conscientes qui favorisent la réduction du stress,
l'amélioration de l'humeur et de la clarté mentale,

améliorant ainsi le bien-être général et la qualité de vie.

Encouragement à une pratique du Pilates tout au long de la vie

Alors que vous vous lancez dans votre parcours Pilates, n'oubliez pas que la cohérence et le dévouement sont essentiels pour tirer pleinement parti de cette pratique. Que vous soyez nouveau dans le Pilates ou praticien chevronné, il y a toujours place à la croissance et à l'amélioration. Acceptez le processus, soyez patient avec vous-même et célébrez vos progrès en cours de route.

Le Pilates n'est pas seulement une forme d'exercice ; c'est un mode de vie, une pratique qui peut enrichir votre bien-être physique, mental et émotionnel pour les années à venir. Alors que vous poursuivez votre voyage Pilates, puissiez-vous trouver de la joie, de la vitalité et un sentiment de vitalité renouvelé à chaque mouvement et respiration.

Pour débuter le Pilates, voici quelques équipements recommandés :

1. Tapis Pilates : Un tapis Pilates de haute qualité offre un amorti et un soutien pendant les exercices au sol et aide à maintenir un bon alignement tout au long de votre pratique.

2. Bandes de résistance : les bandes de résistance sont des outils polyvalents qui peuvent être utilisés pour ajouter de la résistance et de l'intensité aux exercices de Pilates, aidant ainsi à développer la force et à améliorer le tonus musculaire.

3. Anneau Pilates (Magic Circle) : Un anneau Pilates est un petit outil de résistance léger qui peut être utilisé pour cibler des groupes musculaires spécifiques et ajouter de la variété à votre routine Pilates.

4. Ballon de stabilité : Un ballon de stabilité peut être utilisé pour défier l'équilibre, la stabilité et la

force de base pendant les exercices de Pilates, les rendant plus dynamiques et engageants.

5. Rouleau en mousse : Un rouleau en mousse peut être utilisé pour l'auto-massage et la libération myofasciale, aidant à soulager les tensions musculaires et à améliorer la flexibilité, ce qui en fait un excellent ajout à votre pratique du Pilates.

En investissant dans le bon équipement et en trouvant des cours en ligne adaptés à vos besoins et préférences, vous pourrez profiter des bienfaits du Pilates dans le confort de votre foyer, à tout moment et en tout lieu.

Le Pilates offre une approche holistique de la santé et de la forme physique, favorisant la force, la flexibilité, l'équilibre et le bien-être mental. En profitant des bienfaits du Pilates et en l'intégrant à votre routine quotidienne, vous pourrez profiter d'un mode de vie dynamique et actif jusqu'à votre âge d'or. Alors, déployez votre tapis, respirez profondément et lancez-vous dans votre voyage

Pilates avec confiance et enthousiasme. Votre corps, votre esprit et votre esprit vous en remercieront.